DE LA

SÉQUESTRATION

DES ALIÉNÉS

DANS LEURS FAMILLES

Par le Dr **V. PARANT**

MÉDECIN DE LA MAISON DE SANTÉ DE TOULOUSE

PARIS

IMPRIMERIE G. ROUGIER ET Cie

1, RUE CASSETTE, 1

1884

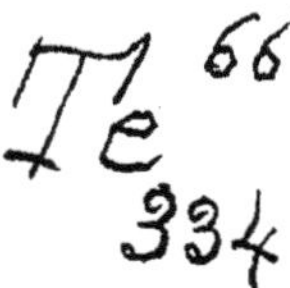

DE LA

SÉQUESTRATION DES ALIÉNÉS

DANS LEURS FAMILLES

Au moment où l'on recherche les modifications à apporter à la loi du 30 juin 1838, sur le régime général des aliénés, il nous paraît à propos de faire connaître l'histoire de deux aliénés séquestrés à domicile par leur famille ; le fait s'est produit à Toulouse ; il a beaucoup occupé la presse locale, et il a été l'objet d'une expertise médico-légale à laquelle nous avons pris part.

La question est d'ailleurs toute d'actualité. En effet, une des innovations proposées par le projet de revision de la loi de 1838 est relative à la séquestration des aliénés en dehors des asiles spéciaux. Nous estimons que sur ce point le projet du gouvernement, loin de dépasser le but à atteindre, est plutôt resté en deçà. C'est ce que nous nous efforcerons de montrer après avoir relaté les faits que nous avons observés.

Nous rechercherons ensuite ce qu'il conviendrait d'introduire dans notre législation sur le sujet qui nous occupe. Nous mettrons à profit dans cette recherche les renseignements contenus dans « l'Etude comparative sur les législations étrangères en ce qui concerne les aliénés traités à domicile, » étude qui a été lue par M. le Dr Foville à l'Académie de médecine, dans la séance du 11 décembre 1883, et qui est devenue l'occasion de la discussion soulevée devant la Société médico-psychologique par M. J. Falret.

Au mois de juillet 1883, la population toulousaine fut fortement émue par des révélations inattendues. Les époux X... avaient été dénoncés à la justice comme exerçant à l'égard de leur neveu et de son père une séquestration arbitraire, aggravée par de nombreux sévices, et entourée, disait-on, de circonstances mystérieuses. Les deux victimes étaient soustraites à toute visite, même celle des membres de leur famille ; elles croupissaient dans un état de saleté repoussante ; elles étaient mal nourries ; on les frappait ; elles étaient en somme traitées avec une inhumanité odieuse.

Les articles nombreux écrits à ce sujet renfermaient beaucoup d'exagérations et d'erreurs. L'opinion publique, entraînée trop loin, s'attacha aux choses hypothétiques pour négliger celles qui étaient réelles; aussi l'œuvre de la justice en fut-elle certainement rendue plus difficile.

Au cours des poursuites intentées contre les époux X... nous fûmes chargé, avec nos confrères M. le Dr Noguès et M. le Dr Guilhem, d'examiner les séquestrés. On nous demandait, non seulement de constater leur état mental, mais aussi de rechercher et de dire si la séquestration dont ils avaient été l'objet n'avait pas été de nature à aggraver leur état de maladie.

Nous rédigeâmes, en conséquence, un long rapport dont nous ne donnerons ici que les extraits qui concernent la séquestration à domicile, et les conditions nuisibles ou mauvaises dans lesquelles elle a été pratiquée.

Le plus jeune des deux séquestrés était un individu atteint d'imbécillité héréditaire. Sa mère est depuis plus de vingt ans enfermée comme aliénée à l'asile public de la Haute-Garonne. Lui-même a les facultés mentales oblitérées depuis longtemps, et à plusieurs reprises il a eu des accès d'agitation maniaque accompagnés d'un grand désordre dans les actes. Il ne pouvait donc pas être laissé libre ni abandonné à lui-même ; il fallait le renfermer.

Son père, qui a été séquestré comme lui à domicile, n'a perdu l'usage de la raison que depuis deux ans environ. Il a été atteint d'un ramollissement cérébral, qui a produit d'abord de l'aphasie, puis de la démence. Pour lui la séquestration n'était pas absolument nécessaire ; mais comme il était devenu tapageur et fort exigeant, ses parents finirent par le séquestrer comme son fils, avec cette différence que la séquestration pratiquée à l'égard de ce dernier fut beaucoup plus continue, beaucoup plus rigoureuse.

La maison où ces deux malades ont été renfermés est située dans un faubourg de Toulouse. Elle appartient aux époux X... qui y vivaient et qui l'avaient évidemment disposée de manière à soustraire les séquestrés à toute surveillance de voisinage. Les fenêtres donnant sur la rue n'étaient jamais ouvertes en entier. L'accès dans la maison n'avait lieu que par une porte de jardin soigneuse-ment fermée à l'aide d'un gros verrou et munie d'un gui-chet permettant de reconnaître les visiteurs. Enfin les murs de clôture du jardin ont été surélevés jusqu'à la hauteur de quatre mètres.

Dans le principe, les deux séquestrés eurent chacun une très grande chambre située au premier étage.

Voici les dispositions principales de la pièce occupée par le jeune homme :

Tournée vers le sud, elle avait deux fenêtres de dimen-sions ordinaires avec persiennes, garnies intérieurement de bandes de fer pour en empêcher la détérioration. Les vitres inférieures des croisées sont remplacées par des panneaux de bois. Les vitres supérieures sont garnies intérieurement de grillages ; à l'une des croisées elles sont mobiles sur un châssis qui permet l'aération.

La chambre a pour dimensions : largeur 4 mètres ; profondeur 4 m. 50 ; hauteur 3 mètres : ce qui lui donne un cube de 54 mètres, capacité plus que suffisante pour une seule personne.

Le sol est carrelé en briques.

Il n'y a aucun moyen de chauffage.

Le jeune homme est resté pendant plusieurs mois confiné dans cette chambre, où on ne lui donnait presque ni air, ni lumière, et d'où il ne sortait jamais. On ne prit aucun soin de sa personne pendant une période de surexcitation qui dura environ trois mois ; on n'osait pas pénétrer près de lui. On lui passait alors sa nourriture à travers un guichet.

Plus tard on fit à cette chambre une annexe qu'il est intéressant de décrire.

Cette annexe est une véritable cage, contiguë à la chambre. Deux des côtés de cette cage sont les murs de l'habitation. Les deux autres côtés sont fermés par une grille en forts barreaux de fer forgé, très rapprochés les uns des autres, solidement scellés et montant jusqu'au toit qui est en zinc. Les dimensions de la cage sont de 4 mètres carrés, sur 2 m. 75 de hauteur. Ce fut là que désormais le jeune homme put se promener et prendre l'air.

A peu près à l'époque où cette cage fut construite, on enferma aussi, à côté du fils, le père qui, étant devenu complètement gâteux, constituait une gêne considérable pour les autres personnes.

La pièce primitive fut divisée en quatre compartiments, deux chambres et deux vestibules. Le fils fut réduit à une chambrette d'une capacité de 13 mètres cubes environ, sans fenêtre. L'air ne pouvait s'y renouveler que par des trous de 15 centimètres de diamètre placés dans le haut d'une cloison et donnant sur la chambre du père. Celle-ci avait une capacité d'environ 20 mètres cubes. Son unique fenêtre avait des persiennes presque toujours fermées.

La séparation entre les chambres consistait en une mince cloison de planches, de sorte que tous les bruits s'entendaient inévitablement de l'une à l'autre.

Enfin, dans cette disposition nouvelle, il n'y avait, pas plus que précédemment, de moyens de chauffage, et le sol restait toujours carrelé en briques.

Nous n'avons pas besoin d'insister beaucoup pour montrer ce que cette installation présentait de mauvais, de nuisible.

Pour qu'elle fût à la rigueur tolérable, il aurait fallu qu'on y donnât de l'air, de la lumière, ce qu'on ne faisait pas. Il aurait fallu que le jeune homme pût aller prendre de l'exercice dans une cour ou un jardin; il restait au contraire complètement livré à lui-même dans son taudis, sans qu'on fît la moindre tentative pour l'occuper ou le distraire.

La terrasse grillée ne remédiait qu'imparfaitement à cette situation; le malade y était dans les conditions d'une bête fauve. La vue était bornée d'un côté par le mur très rapproché d'une maison voisine (3 mètres d'intervalle), et de l'autre côté par les murs très élevés d'un jardin peu étendu.

Les conditions hygiéniques ainsi faites au père et au fils étaient tout à fait condamnables. On réclame généralement un cube d'au moins 14 mètres par lit pour la nuit seulement, à condition que l'air puisse se renouveler facilement. Dans les hospices et les asiles d'aliénés, on exige au moins 30 mètres cubes d'air dans les chambres isolées à l'usage des gâteux. L'un des séquestrés dont nous parlons n'avait que 13 mètres d'air et l'autre 20 mètres environ; en outre l'aération de leurs chambres eut été fort difficile alors même qu'elle eût été pratiquée régulièrement.

Lors des premières constatations faites par l'autorité judiciaire, l'habitation des deux malades était infectée par une odeur nauséabonde; il y avait à terre des traces de matières fécales et d'urine récemment balayées; les murs étaient souillés de matières fécales.

Dans nos visites nous avons constaté la même saleté, la même odeur infecte, malgré les soins de propreté qui avaient été pris depuis plusieurs jours.

Nous avons trouvé le jeune homme vêtu d'une chemise très longue qui était son seul vêtement, il avait le corps très malpropre; les cheveux étaient longs et en désordre; les ongles des mains, n'ayant pas été coupés depuis longtemps, mesuraient de quatre à cinq centimètres de longueur; ils étaient recourbés vers la paume de la main de façon à empêcher le poing de se fermer.

En somme les conditions dans lesquelles ont été trouvés les deux individus constituaient évidemment une réclusion, une séquestration véritable, pratiquée d'une manière dangereuse, et contraire à toutes les règles auxquelles les progrès de l'hygiène, l'application des données de la médecine mentale et l'observation des lois de l'humanité soumettent actuellement le régime des aliénés. Comparativement à une séquestration de ce genre, le séjour dans un asile d'aliénés eût été éminemment salutaire.

Tels sont les faits réels, certains, dont les auteurs de la séquestration avaient à rendre compte à la justice. On les avait, en outre, accusés d'avoir exercé des sévices sur les séquestrés; mais l'instruction n'est pas parvenue à établir ce fait d'une manière formelle.

Il y eut ordonnance de renvoi des époux X... devant la chambre des mises en accusation. Celle-ci décida qu'il n'y avait pas lieu de poursuivre.

Nous aurions voulu pouvoir faire connaître, en entier, les

motifs qui ont dicté cette détermination. Nous n'avons pu nous procurer le texte des considérants de l'ordonnance de non-lieu. Ce que nous savons. c'est qu'on a tenu compte de ce que l'intention criminelle n'était pas formellement démontrée. Le sieur X... affirmait du reste que s'il avait ainsi détenu son beau-frère et son neveu, c'était afin de pouvoir les mieux soigner et de les empêcher de nuire.

Ce qui est principalement digne d'attention, c'est qu'une séquestration véritable a pu se produire; qu'elle a été exercée dans des conditions nuisibles pour ceux qui en étaient victimes, et que, dans l'état actuel de la législation, les auteurs de cette séquestration ont pu n'encourir aucune pénalité.

Est-il convenable, est-il juste que des faits de ce genre puissent impunément se renouveler? Est-il admissible que des familles puissent séquestrer leurs proches parents atteints d'aliénation mentale, et que, en dehors d'une intention criminelle bien déterminée, la séquestration puisse échapper soit à la surveillance, soit à la répression?

Evidemment cela est actuellement possible. D'une part, la loi du 30 juin 1838 n'a rien prévu sur ce sujet. Elle ne s'occupe que des placements dans les asiles publics ou privés.

D'autre part, la séquestration d'un aliéné dans sa famille ne rentre pas directement dans les cas auxquels s'applique l'article 341 du code pénal. Cet article est ainsi conçu : « Seront punis de la peine des travaux forcés à temps, ceux qui, sans ordre des autorités constituées, et hors le cas où la loi ordonne de saisir les prévenus, auront arrêté, détenu ou séquestré des personnes quelconques. »

Il semble que ce terme de « *quelconques* » n'implique pas d'exception. Et cependant on en admet une à l'égard des aliénés.

Les commentateurs les plus autorisés du code pénal ont eu soin de démontrer qu'il en devait être ainsi. Ils se son appuyés, pour cela, sur le paragraphe 7 de l'article 475 du code pénal, qui dit : « Ceux qui auraient laissé divaguer des fous ou des furieux étant sous leur garde... seront punis d'amende. » On doit conclure de là, disent MM. Chauveau et Faustin Hélie, que les parents, gardiens naturels de ces personnes, ont le droit de les détenir (1).

M. A. Blanche exprime la même opinion (2).

En d'autres termes, la loi accorde aux familles le droit de séquestrer chez elles ceux de leurs membres qui sont atteints d'aliénation mentale. Il n'est fait à ce droit aucune restriction. On ne distingue pas entre les aliénés agités ou tranquilles, capables ou incapables de nuire à eux-mêmes et à autrui.

Cependant ces distinctions ont de l'importance au point de vue de la conduite à tenir ; car on ne peut agir avec un malade agité, comme on le fait avec un aliéné tranquille ; on ne peut avoir, à l'égard de celui qui paraît inoffensif, la même défiance qu'à l'égard de celui qui est manifestement nuisible.

Si donc, il y a eu quelquefois des poursuites exercées, des condamnations prononcées contre des gens qui avaient séquestré père ou mère, frère, sœur ou époux, ce ne pouvait être qu'en raison des intentions criminelles, ou des sévices bien constatés qui avaient accompagné ces séquestrations. C'est aux cas de ce genre que peuvent évidemment s'appliquer les paroles suivantes de MM. Chauveau et Hélie à la fin du paragraphe cité plus haut : « Si cette détention..... prenait un caractère de cruauté et de persécution, elle pourrait devenir passible des peines légales. »

Mais sans aller jusqu'à la cruauté, ceux qui pratiquent

----

(1) *Théorie du Code pénal*, par A. Chauveau et Hélie, t. IV, p. 400 Paris, 1872.

(2) *Etudes sur le Code pénal*, par A. Blanche, t. V, p. 274. Paris, 1870.

la séquestration peuvent, comme l'ont fait les époux X...,
traiter leurs malades d'une manière nuisible et dangereuse.

Or, les cas analogues ne sont pas des plus rares ; aussi
n'est-ce pas d'aujourd'hui que des réformes ont été deman-
dées sur ce sujet ?

Dans un mémoire lu en 1870 par M. Lunier, à l'Académie de médecine, sur *l'isolement des aliénés*, nous trouvons
les lignes suivantes : « Ce n'est point dans les maisons de
santé autorisées que les séquestrations illégales sont à
craindre, mais bien plutôt dans la famille même, ou dans
ces maisons que je ne saurais trop comment désigner, où
l'on garde quelquefois pendant des mois et malgré eux des
malades dont personne n'est admis à visiter l'état mental.
Les détracteurs de la loi de 1838 se sont donc trompés
d'adresse ; au lieu de réclamer l'abrogation ou le remanie-
ment des articles concernant les placements volontaires dans
les asiles publics ou privés, ils auraient mieux fait de se
joindre à nous pour demander que nul ne puisse être
détenu comme aliéné dans son domicile, chez ses parents.
ou des étrangers, sans que l'autorité en soit immédiate-
ment avisée (1). »

M. le D<r> Baume, médecin-directeur de l'asile de Quim-
per, ayant été appelé à examiner l'état mental d'un individu séquestré par ses parents, a publié le rapport qu'il
fit à cette occasion et y ajoute ces paroles : « Le législateur
devrait étendre aux aliénés séquestrés à domicile, la protection et le contrôle qu'il a édictés en faveur des aliénés
séquestrés officiellement (2). »

Dans des circonstances récentes, les mêmes réclamations
ont été formulées, non seulement par des médecins comme

---

(1) *Annales médico-psychologiques*, année 1871.

(2) *Ibidem*, année 1874. — L'auteur de la séquestration fu
condamné à dix ans de réclusion.

MM. Blanche, Lunier, Motet, Voisin (1), Dagonet (2), mais aussi par des administrateurs comme M. de Crisenoy (3), ou des magistrats comme M. Charles Desmazes (4). Ce dernier porte même fort loin la sévérité d'appréciation à cet égard, et dit que la séquestration de l'aliéné dans la famille est la plus dure, la plus cruelle, la plus dangereuse de toutes, parce qu'elle est dénuée de tout contrôle (5).

Si les médecins sont unanimes à trouver que l'organisation actuelle est défectueuse, il n'en est pas de même des magistrats. Dans un ouvrage récemment publié, M. Léon Dayras, président de chambre à la cour d'appel de Besançon, exprime l'opinion que rien n'est à changer à la situation présente. Il trouve que le bras de la justice est suffisamment armé par l'article 341 du code pénal. « Je ne crois pas, dit-il, que l'on puisse rien exiger au delà (6) ».

Cette opinion est d'autant plus étonnante que dans les pages précédentes l'auteur venait d'exposer d'une manière saisissante et complète les inconvénients graves que présente la séquestration des aliénés au domicile de leurs parents.

Assurément les faits ne justifient pas l'opinion soutenue par M. Dayras; celui que nous avons rapporté, ceux dont nous aurons à parler encore sont absolument significatifs dans le sens contraire, et prouvent la nécessité de soumettre l'internement, la séquestration des aliénés dans leurs familles, à des formalités, à des mesures de surveillance

---

(1) Blanche, Motet, Lunier, Voisin, *Discours à la Société de législation comparée*, séances de décembre 1871 et janvier 1872.

(2) H. Dagonet, *Des réformes à introduire dans la loi de 1838.* Delahaye ; Paris, 1882.

(3) E. de Crisenoy, *La loi concernant les aliénés.* Berger-Levrault, Paris, 1882.

(4) Ch. Desmazes, conseiller à la Cour d'appel de Paris, *Les aliénés*, étude sur la loi de 1838. Delahaye, Paris, 1873.

(5) *Ibidem*, page 43 (note).

(6) L. Dayras, *Les aliénés*. Dentu, Paris, 1883.

qui écartent les abus, et empêchent les mauvais traitements.

Du reste, en dehors de l'évidence des faits, comment admettre en théorie que cette séquestration ne soit pas, par la force des choses, exposée à devenir abusive ou nuisible, quand on voit que le simple traitement à domicile, même dans les conditions en apparence les meilleures, se heurte aux plus graves difficultés et peut conduire aux résultats les plus déplorables ? Les paroles suivantes de M. Luys sont d'une application constante : « Dans certaines circonstances, dit-il, des familles riches essayent d'installer, dans des demeures appropriées, l'isolement du malade, et de créer ainsi une sorte d'asile indépendant. Mais il ne faut pas s'illusionner ; ces installations dispendieuses ne sont souvent qu'un trompe-l'œil, car il leur manque toujours, au point de vue des soins, de la surveillance et de l'attention des personnes employées, l'esprit d'ordre et de hiérarchie qui se retrouve fatalement dans les asiles. Quoi qu'on fasse, les malades sont toujours surveillés avec mollesse, et abandonnés le plus souvent aux soins de serviteurs irresponsables (1). »

Voici à ce propos un fait dont nous avons eu directement connaissance. Une très riche famille de Paris eut un de ses membres frappé de paralysie générale progressive. Plutôt que de le placer dans une maison de santé, on résolut de l'installer à la campagne, dans une maison qu'il possédait en Seine-et-Oise. On lui donna plusieurs domestiques, et le médecin chargé du traitement fut prié de faire des visites très fréquentes. Tout parut d'abord aller très bien. Chaque fois que le médecin venait, il trouvait les domestiques à leur poste. Les visites des diverses personnes de la famille amenaient à des constatations du même genre.

___

(1) Luys, *Traité des maladies mentales,* page 356. Delahaye, Paris, 1883.

Mais bientôt cette surveillance devint moins active. Les gardiens, livrés à eux-mêmes, ne tardèrent pas à abuser de la confiance qu'on leur témoignait, et l'on finit par découvrir que pour obliger le malade à se tenir tranquille, ils le rouaient de coups ; ou bien ils le gorgeaient de vin, et pendant qu'il dormait d'un sommeil dû à l'ivresse, ils l'enfermaient, le laissaient seul, et s'en allaient jouer et boire au cabaret voisin. On n'hésita plus dès lors à conduire le malade dans une maison de santé.

La conclusion à tirer des faits de ce genre est évidente. Du moment qu'on reconnaît aux familles le droit de soigner et de détenir chez elles leurs aliénés ; que même on prétend leur faire un devoir de suivre cette ligne de conduite, on doit aussi prendre les moyens d'empêcher les abus.

La loi de 1838 n'ayant rien prévu à ce sujet, les auteurs du nouveau projet de loi se sont efforcés de combler la lacune. Mais ils n'ont proposé qu'une mesure incomplète.

L'article 3 de ce nouveau projet est ainsi conçu : « Est assimilée, sous le rapport de la surveillance, aux asiles privés, toute maison où un aliéné est traité, même seul, à moins que le tuteur, le conjoint, l'un des ascendants, ou l'un des collatéraux jusqu'au quatrième degré inclusivement du malade, n'ait son domicile dans la même maison et ne préside personnellement aux soins qui lui sont donnés. »

L'exposé des motifs justifie ainsi cet article de loi : « Jusqu'ici la protection de la loi était réservée aux aliénés placés dans les asiles publics ou privés. Les aliénés traités à domicile étaient privés des garanties que présentent le contrôle et la surveillance exercés par l'autorité publique. La disposition nouvelle de l'article 3 a pour but de combler cette lacune, en étendant le droit et le devoir de surveillance de l'administration à toute maison où un aliéné est traité, même seul, et en permettant par là aux fonctionnaires désignés par la loi de pénétrer jusqu'à lui, et de s'as-

surer qu'il n'est pas victime d'une séquestration arbitraire
ou de mauvais traitements.

« D'ailleurs, et pour éviter toute rigueur excessive dans
l'application de cette idée, nous avons laissé en dehors des
termes de la nouvelle disposition de l'article 3, le cas où
l'aliéné est soigné dans la maison même et sous la surveillance de son tuteur, de son conjoint ou d'un de ses proches
parents. Dans ce cas, en effet, la présence auprès de lui de
personnes qui lui sont attachées par des liens étroits peut
paraître une garantie suffisante contre tout danger qui me-
nacerait sa liberté ou sa santé (1). »

Nous voudrions pouvoir partager la confiance exprimée,
par ces paroles, à l'égard des familles qui séquestreront
leurs aliénés. Sans doute les sentiments qu'on leur prête
sont conformes aux lois de la nature. Mais l'expérience
apprend qu'ils ne sont pas toujours écoutés; les faits mon-
trent que, dans la majeure partie des cas dont la justice
a eu à s'occuper, la séquestration était pratiquée par de
très proches parents.

Dans celle que nous avons racontée en détail, c'est entre
beaux-frères, oncle et neveu que les choses se sont pas-
sées.

Le cas auquel nous avons fait allusion d'après M. le
Dr Baume, concerne un homme qui avait séquestré son fils
dans une écurie, l'avait couvert de chaînes et le tenait ainsi
depuis trois ans dans le plus triste état.

Deux autres faits de séquestration d'aliénés sont relatés
dans les *Annales médico-psychologiques*, année 1848.
Dans l'un il s'agit d'un homme séquestré par son beau-
frère. Ce malheureux était depuis dix-huit mois confiné
dans un grenier. Ses jambes et ses bras étaient nus; son
corps était dévoré par la vermine. On lui présenta de la

---

(1) Projet de loi portant revision de la loi du 30 juin 1838,
présenté au Sénat par M. le Ministre de l'intérieur, 1883.

viande et du pain ; il se jeta avec avidité sur ces aliments.
— Dans l'autre cas, il est question d'une jeune fille séquestrée par ses frères. Les détails qui la concernent sont des plus navrants : « Sur un mauvais lit de bois, recouvert de paille, ou plutôt de fumier, gisait une malheureuse jeune fille... Son corps ressemblait à un squelette ; ses genoux étaient ankylosés, et ses jambes arquées... Sa peau était labourée en tous sens par l'action déchirante de la paille qui lui servait de matelas. Elle était sans chemise, sans draps, sans couverture, accroupie comme un animal dans la fange... ».

Nous avons recherché, dans les quinze dernières années de la *Gazette des tribunaux*, les cas de séquestration d'aliénés dont la justice a eu à s'occuper. Nous avons trouvé les suivants dont nous donnons l'indication sommaire ; tous concernent des aliénés séquestrés par leurs très proches parents.

17 *janvier* 1869. — Vieillard dément séquestré dans un fournil par sa fille et son gendre. On ne lui donnait qu'une nourriture insuffisante. La fille a été condamnée à six ans de réclusion. Le gendre a été acquitté (dép. de la Somme).

26 *mai* 1869. — Jeune fille séquestrée par sa sœur et son beau-frère. On la soumettait aux plus mauvais traitements. Condamnation des coupables à vingt ans de travaux forcés (Ille-et-Vilaine).

2 *novembre* 1870. — Fillette de sept ans, que son père et sa mère tenaient renfermée dans une chambrette étroite et malpropre, parce qu'elle était faible d'esprit et gâteuse. Les auteurs de la séquestration n'ont pas été punis, sous le prétexte qu'ils usaient du droit de correction paternelle (Meuse).

22 *juin* 1873. — Aliéné âgé de trente-trois ans, que son père et sa mère ont tenu pendant trois ans enchaîné dans une écurie, où il était tout nu, et n'avait pour se coucher

qu'un fumier dégoûtant. Le père a été condamné à dix ans de travaux forcés par la cour d'assises du Morbihan.

19 *décembre* 1873. — Jeune fille imbécile, maniaque, hystérique, séquestrée par son père et sa mère dans un toit à porc, au milieu d'une saleté repoussante. Le père est condamné à sept ans de réclusion, la mère à cinq ans, par la cour d'assises de l'Indre.

26 *juin* 1874. — Femme de soixante-dix ans, démente, séquestrée par son fils, qui lui faisait subir d'horribles traitements. Le coupable est condamné aux travaux forcés à perpétuité, par la cour d'assises du Lot-et-Garonne.

2 *avril* 1877. — Fille idiote, séquestrée pendant vingt ans par son père et sa mère. On n'indique pas les suites données à cette affaire, qui s'est produite à Paris (Batignolles).

14 *septembre* 1877. — Jeune homme de vingt-trois ans, aliéné, atteint de surdité, séquestré par son père. Celui-ci est condamné à deux ans d'emprisonnement, par la cour d'assises de la Loire-Inférieure.

Cette énumération de faits, qui est sans doute bien incomplète, montre péremptoirement et mieux que tous les raisonnements, qu'il ne faut pas toujours compter sur les sentiments généreux des familles, et que la séquestration des aliénés par leurs proches parents ne doit pas être à l'abri de la surveillance, du contrôle. Alors même qu'il n'y a pas à relever de faits délictueux ou criminels, qu'il n'y a pas eu notoirement de sévices exercés, la conduite à l'égard des malades peut être déplorable. L'ignorance, l'impéritie, les préjugés, la négligence peuvent conduire aux plus regrettables abus. Dans ce qui s'est produit à Toulouse, les auteurs de la séquestration ont été exonérés de toute poursuite judiciaire ; il n'en reste pas moins acquis que les deux séquestrés ont été soumis aux plus mauvaises conditions sous le rapport de l'hygiène, du confortable et de la propreté. En admettant même qu'une séquestration ne soit inspirée par aucune intention criminelle, il faut encore qu'elle ne tourne pas au détriment de ceux qui en sont l'objet.

Il est certain, d'un autre côté, que bien des familles soignent avec beaucoup d'attention, d'intelligence, de dévouement et d'affection des aliénés qu'elles gardent à domicile. Mais si l'on édicte des mesures légales de protection et de surveillance, il sera toujours facile d'en adoucir la rigueur à l'égard de ces familles modèles, tandis qu'il ne sera pas possible d'empêcher les abus si l'on ne fait pas une loi qui permette d'intervenir. Nous croyons, avec M. Dagonet, que les inspecteurs sauront toujours apporter de la convenance et de la discrétion dans leurs rapports avec une famille consciencieuse (1).

Notre avis est donc que, non seulement la situation ne doit pas rester ce qu'elle est actuellement, mais encore que, sur le sujet qui nous occupe, la portée du nouveau projet de loi doit être étendue.

Dans ce but, nous proposerions de prendre comme règle générale de conduite l'article 14 du projet élaboré par M. de Crisenoy, qui est ainsi conçu : « Lorsqu'une personne aliénée est soignée dans sa famille, l'autorité publique doit en être avertie, afin qu'elle puisse veiller à ce que le malade ne soit pas victime de la négligence ou des calculs intéressés de ses parents. »

On trouve dans les législations des pays voisins de la France, des prévisions plus ou moins conformes à ce principe.

La pratique la meilleure est évidemment celle de l'Ecosse; elle peut fournir un excellent point de départ.

« En Ecosse, dit M. le Dr Foville, les familles ont le droit de conserver chez elles, et de soigner comme elles l'enten-

---

(1) Dagonet, ouvrage cité.

dent, leurs membres frappés d'aliénation mentale, mais seulement lorsque le traitement de ces malades ne comporte pas la nécessité de les enfermer de force dans leur maison, ou celle de leur appliquer des moyens de contrainte mécaniques, et lorsque la maladie ne date pas de plus d'un an. Lorsqu'au contraire ces deux conditions, durée de plus d'un an et nécessité de retenir le malade, se trouvent réunies, la famille est tenue d'en faire la déclaration au bureau des commissaires (siégeant à Edimbourg); ceux-ci inscrivent le malade sur leurs registres, et le prennent sous leur surveillance.

« Lorsque les commissaires apprennent, d'une manière quelconque, qu'un aliéné gardé dans sa famille est traité avec dureté et cruauté, ils ont le droit de pénétrer dans la maison, et s'ils reconnaissent les faits, ils peuvent s'adresser au Scheriff pour obtenir de lui qu'il fasse transporter le malade dans un asile spécial. »

Ces dispositions répondent d'une manière générale aux nécessités qui s'imposent dans notre pays.

Cependant elles nous paraissent réclamer quelques additions, quelques modifications.

Il faudrait d'abord bien déterminer ce qu'on doit entendre par séquestration d'un aliéné dans son domicile. Nous proposons d'appliquer cette désignation au fait de retenir un individu dans un espace clos de murs, avec ou sans jardin, de telle sorte qu'il ne puisse à son gré se mêler aux personnes du dehors et paraître sur la voie publique. La séquestration ainsi définie est tout à fait assimilable à celle des asiles spéciaux.

Le délai d'un an accordé aux familles, pour les obliger à déclarer qu'elles séquestrent un aliéné, est bien long. Il faut considérer, en effet, que certains cas de maladie mentale, lorsqu'ils ne sont pas soumis à un traitement régulier, deviennent promptement incurables. « Sur un relevé considérable d'aliénés, dit M. le Dr Dagonet, nous avons trouvé soixante-quatre guérisons pour cent aliénés (non compris les individus atteints d'idiotie, de démence ou de paralysie), traités dans le premier mois de la maladie; la proportion descend à 40 p. 100, quand la maladie a déjà duré plus de trois mois, et à 27 p. 100, quand elle existe depuis plus d'une année (1). » Dans ces conditions il faut évidemment laisser le moins longtemps possible un aliéné livré à la seule direction de ceux qui le séquestrent. Un délai de trois mois paraît suffisant. Il donnerait à la maladie, s'il s'agissait d'un cas de délire aigu, transitoire et spontanément curable, le temps de s'amender : il permettrait, pour les autres formes de maladie mentale, d'intervenir encore avec efficacité.

Dans l'organisation écossaise, la surveillance et la protection des aliénés traités à domicile est confiée au seul bureau des commissaires, siégeant à Edimbourg; ces commissaires peuvent être assimilés à nos inspecteurs généraux. Sur un territoire aussi peu étendu que celui de l'Ecosse, cette organisation peut être suffisante. Les distances à franchir sont relativement courtes; les commissaires ont toute facilité pour se rendre promptement et souvent au lieu de la séquestration.

Dans un pays aussi grand que la France une centralisation aussi absolue serait assurément défectueuse.

Il faudrait donc créer des intermédiaires entre les inpecteurs généraux et les familles. Ces intermédiaires formeraient, dans chaque département, une commission locale. Ils recevraient les déclarations des familles; veilleraient à ce qu'un médecin, agréé ou choisi par les parents des malades, fît à ceux-ci des visites périodiques, dont le nombre serait déterminé d'avance; ils feraient eux-mêmes des tournées d'inspection dans leur ressort, et prendraient

---

(1) Dagonet, *Traité des maladies mentales*, 2ᵉ édit., p. 143.

l'initiative de toutes les mesures propres à empêcher les séquestrations abusives ou illégales.

Pour qu'ils puissent mieux remplir leur mission, il leur serait donné connaissance de l'état de fortune du malade et de sa situation de famille; ils veilleraient à ce que le traitement général fût en rapport avec les ressources de l'aliéné.

Pour éviter que les prescriptions légales ne soient oubliées, comme cela a lieu en Belgique, les commissions locales seraient dirigées, contrôlées, par une commission supérieure composée des inspecteurs généraux du service des aliénés, et de hauts fonctionnaires sous la présidence du ministre. Elles devraient transmettre à cette commission supérieure un état de tous les aliénés séquestrés à domicile et lui signaleraient les infractions à la loi. Les inspecteurs généraux viendraient à leur tour se mettre en rapport avec les commissions locales et pourraient procéder à la visite individuelle des séquestrés.

Nous n'insistons pas davantage sur la centralisation, qui est réclamée par tout le monde, et dont les avantages sont incontestables. Le service, organisé comme nous venons de le dire, aurait les deux qualités signalées comme nécessaires par M. le Dr Foville et qui sont:

1° De présenter plusieurs degrés hiérarchiques se contrôlant l'un l'autre;

2° D'être centralisé aux mains d'un corps spécial, relevant directement de l'Etat.

En principe, les commissions locales devraient être composées surtout de médecins. Elles auraient en effet à assurer un service presque exclusivement médical. Toutefois elle seraient exposées à voir surgir devant elles des questions d'affaires; elles auraient à juger du bon emploi de la fortune d'un malade; elles pourraient être appelées à contrôler, dans une certaine mesure, la gestion des parents. Aussi devraient-elles comprendre parmi leurs

membres un avocat, un notaire ou un avoué, qui pût les
aider à résoudre toutes les questions de légalité.

Le service médical, institué près des malades par le soin
des commissions locales, devrait, aussi bien que celui des
diverses commissions être soumis à des prescriptions obli-
gatoires. Ce serait le seul moyen d'obtenir que tout se fît
avec précision et régularité. Le livret individuel, usité en
Angleterre et en Ecosse, est d'une heureuse application. Il
répond, en quelque sorte, au registre spécial de nos asiles.
Sur ce livret le médecin particulier, les membres des com
missions départementales inscriraient leurs visites, les
modifications survenues dans l'état du malade, les obser-
vations qu'ils auraient à faire sur la tenue générale du malade et de sa demeure.

En Ecosse, le nombre des visites médicales est laissé à
la libre appréciation des commissaires, qui généralement
n'imposent que quatre visites par an. En Angleterre, où
rien n'est obligatoire pour les aliénés traités dans leur
propre famille, la loi prescrit pour ceux qui sont traités
chez des étrangers une visite par quinzaine et donne le
droit aux commissaires de permettre d'espacer ces visites.
Il nous paraîtrait plus simple et préférable d'établir en cela
quelque chose d'analogue à ce que l'on propose de faire
pour la tenue des registres dans les asiles. Le nouveau
projet de loi dit, art. 17 : « Le médecin sera tenu de con-
signer sur ce registre les changements survenus dans
l'état mental de chaque malade, au moins chaque semaine
pendant le premier mois, au moins chaque mois pendant le
reste de la première année, et ultérieurement au moins
chaque trimestre. »

Il nous reste à dire quelques mots de la sanction à appliquer à toutes ces mesures. Il est à souhaiter qu'il soit
établi des dispositions semblables à celles de la loi hollan-
daise : « Lorsqu'un inspecteur, dit cette loi, trouve qu'un
aliéné, ainsi placé hors d'un asile, n'est pas convenablement

soigné, il adresse des conseils ou des remontrances à la personne chargée du malade, et lorsque celle-ci n'en tient pas compte, l'inspecteur dénonce le fait au procureur du roi, qui a le droit et le devoir de provoquer le placement du malade dans un asile. » — La commission centrale pourrait de la même manière provoquer d'office le placement dans un asile sur la proposition de la commission départementale.

Enfin, nous voudrions voir disparaître de notre législation l'espèce d'antagonisme qui existe entre les articles 341 et 475 du code pénal. Désormais l'article 341 devrait s'appliquer à toute séquestration illégale, même celle d'un aliéné.

En résumé, les dispositions principales que nous souhaitons de voir établir en France sur le régime des aliénés séquestrés à domicile portent sur les points suivants:

Obligation pour toute personne ayant la responsabilité d'un aliéné séquestré dans un domicile particulier d'en faire la déclaration à une commission spéciale existant dans chaque département, dans un délai de trois mois, à partir du début de la séquestration;

Organisation, près du malade ainsi séquestré, d'un service médical soumis à des prescriptions spéciales;

Surveillance de la séquestration par les membres de la commission départementale;

Centralisation de tous les documents réunis par les commissions départementales, sur les aliénés séquestrés dans leurs familles ou chez des particuliers, entre les mains d'une commission centrale supérieure dans laquelle siégeraient des inspecteurs généraux du service des aliénés. Cette commission centrale surveillerait tous les aliénés, et serait chargée de l'application des mesures propres à sanctionner la loi.

Nous n'avons assurément pas la prétention d'avoir résolu, dans ce qui précède, toute la question des aliénés séquestrés à domicile ; mais nous nous sommes efforcé d'aborder les points principaux de cette question.

Les considérations dans lesquelles nous sommes entré au cours de ce mémoire se résument dans les conclusions suivantes :

1o On ne peut contester à un citoyen le droit de garder dans un domicile particulier les membres de sa famille qui sont en état d'aliénation mentale, de les y soigner et même de les y séquestrer, lorsqu'ils ne constituent pas un danger pour la société ou pour eux-mêmes.

2o Dans la pratique, le traitement et la séquestration des aliénés à domicile présentent de nombreuses difficultés d'exécution, qui tournent trop souvent au détriment des malades.

3o Des exemples nombreux démontrent que la séquestration pratiquée dans les familles peut être, non seulement défectueuse, mais encore abusive, et même criminelle.

4o Pour prévenir autant que possible les abus et les crimes, il est à désirer que la nouvelle loi sur les aliénés donne aux pouvoirs publics, dans les conditions que nous avons exposées, un droit de surveillance et de protection directes sur les aliénés séquestrés dans des domiciles particuliers, aussi bien que sur les aliénés séquestrés dans les asiles publics et dans les maisons de santé privées.

www.ingramcontent.com/pod-product-compliance
Ingram Content Group UK Ltd.
Pitfield, Milton Keynes, MK11 3LW, UK
UKHW020914140726
13695UKWH00006B/2520